Orfila.

T f 19
26

Orfila

MÉMOIRE

SUR

L'ABSORPTION DES SELS DE PLOMB, DE BISMUTH, D'ÉTAIN, D'ARGENT, D'OR, DE ZINC ET DE MERCURE,

PAR M. ORFILA.

—

L'iode, le foie de soufre, l'azotate de potasse, l'ammoniaque, le chlorhydrate d'ammoniaque, l'eau de javelle et l'alun, introduits dans l'estomac des chiens, sont absorbés et portés dans tous les organes. Je me suis livré, à cet égard, à des recherches nombreuses que je ferai bientôt connaître et qui ne laisseront aucun doute à cet égard ; en attendant, je viens établir que les sels de plomb, de bismuth, d'étain, d'argent, d'or, de zinc et de mercure sont dans le même cas ; je donnerai aussi dans ce mémoire la description des procédés qui me paraissent les plus convenables pour déceler ces sels métalliques, combinés ou intimement unis avec le canal digestif.

Sels de plomb. — Première expérience. — Lorsqu'on introduit dans l'estomac des chiens 20 à 30 grammes d'azotate de plomb dissous dans 180 ou 200 grammes d'eau et qu'on lie l'œsophage et la verge, les animaux meurent au bout de 15, 20 ou 30 heures. Si on les ouvre immédiatement après la mort et qu'on sépare le foie, la rate et les reins, on pourra s'assurer que ces organes contiennent du plomb qui provient de l'empoisonnement et qui, par conséquent, n'est pas celui qui existe naturellement dans les tissus animaux. Voici comment j'ai procédé pour acquérir la preuve de ce fait.

Le *foie* et la *rate*, après avoir été coupés en petits morceaux, ont été traités par l'eau bouillante pendant une heure dans une capsule de porcelaine. Le *décoctum* a été filtré et évaporé jusqu'à siccité. Le produit a été carbonisé par l'acide azotique, et le charbon sec, et finement pulvérisé, a été traité à chaud par de l'acide azotique pur, étendu de son volume d'eau. La dissolution filtrée a été évaporée jusqu'a siccité et le résidu a été dissous dans l'eau distillée; en faisant passer un courant de gaz acide sulfhydrique à travers la liqueur filtrée, j'ai obtenu un précipité de *sulfure de plomb noir* qui, après avoir été parfaitement lavé et chauffé avec de l'acide azotique faible, a fourni du soufre et de l'azotate de plomb ; en effet j'ai filtré cette liqueur, je l'ai rapprochée, et je me suis assuré qu'elle précipitait en noir par l'acide sulfhydrique, en jaune par l'iodure de potassium, et en blanc par le sulfate de soude. Le *foie* et la *rate* qui avaient ainsi bouilli dans l'eau distillée ont été chauffés à la température de l'ébullition avec un mélange de 3 parties d'eau et d'une partie d'acide acétique concentré. Le *solutum* filtré et traversé par un courant de gaz acide sulfhydrique n'a pas laissé déposer du sulfure de plomb ; la liqueur évaporée jusqu'à siccité a donné un produit que j'ai carbonisé par l'acide azotique ; le charbon sec et friable, traité pendant quelques minutes à chaud avec de l'acide azotique étendu d'eau, a fourni un *solutum* qui a donné du sulfure de plomb noir par un courant de gaz sulfhydrique. D'où il suit que dans cette expérience, l'eau bouillante n'avait pas suffi pour enlever au foie et à la rate *tout* le composé plombique qui avait été absorbé et gardé par ces viscères (1).

Les *reins* soumis à l'action de l'eau distillée bouillante, aiguisée d'acide acétique, ont donné un *décoctum* qui, étant soumis aux opérations précédemment indiquées, a également fourni du sulfure de plomb.

Urine. — En évaporant jusqu'à siccité 50 à 60 grammes de l'urine trouvée dans la vessie des animaux ainsi empoisonnés et en carbonisant le produit par l'acide azotique, il a suffi, pour démontrer la présence du plomb dans ce liquide de soumettre le charbon, comme je l'ai dit, à l'action successive des acides azotique et sulfhydrique.

Estomac. — Si après avoir lavé ce viscère avec de l'eau distillée jusqu'à ce que les lavages ne se colorent plus par l'acide sulfhydrique, on le carbonise de la même manière, et que l'on procède comme je viens de l'indiquer, on obtient des quantités considérables de sulfure de plomb.

Deuxième expérience. — Le foie, la rate, les reins, l'urine et l'estomac des chiens à l'état *normal* ne donnent aucune trace de plomb : toutefois il y a ici deux écueils à éviter. Si au lieu de carboniser ces viscères purement et simplement par l'acide azotique et de traiter le charbon par ce même acide, on continue à chauffer ce charbon dans la capsule de porcelaine

---

(1) J'ai mélangé du bouillon avec de l'albumine d'œuf filtrée et j'ai ajouté du sous-acétate de plomb dissous dans l'eau ; il s'est aussitôt formé un précipité blanc très abondant que j'ai lavé avec de l'eau distillée à plusieurs reprises, jusqu'à ce que le liquide ne se colorât pas ou se colorât à peine par l'acide sulfhydrique ; j'ai fait bouillir ce précipité pendant un *quart d'heure dans l'eau distillée qui en a dissous une petite partie,* car la liqueur filtrée se colorait immédiatement en brun foncé par l'acide sulfhydrique et laissait déposer du sulfure de plomb noir.

où il a été fait, jusqu'à ce qu'il soit rouge, et qu'on le maintienne dans cet état pendant 20 ou 25 minutes, dans le but de détruire la matière organique qu'il renferme, il se réduit en grande partie en cendres; si l'on traite celles-ci par l'acide azotique, on dissout une portion de *cuivre* et de *plomb normaux;* aussi la dissolution azotique fournit-elle des sulfures de cuivre et de plomb par l'acide sulfhydrique. Il ne faudra donc jamais chauffer jusqu'au rouge les charbons azotiques, lorsqu'on cherchera le plomb dans un cas présumé d'empoisonnement.

L'autre écueil mérite d'être signalé à l'attention des médecins légistes. Il m'est souvent arrivé, en agissant sur des organes d'animaux à l'état *normal* d'obtenir du *sulfure de plomb* quoique les charbons n'eussent été ni rougis ni incinérés. Cela dépendait de ce que le *papier à filtre* dont je faisais usage contenait un *composé plombique* assez abondant; en effet, il suffisait de plonger ce papier dans de l'acide sulfhydrique liquide, pour lui donner une teinte brune, et lorsqu'on filtrait à travers ce papier de l'eau distillée aiguisée d'acide chlorhydrique ou acétique (une partie d'acide sur 300 parties d'eau), la liqueur filtrée donnait à l'instant même un précipité de sulfure noir de plomb par le gaz acide sulfhydrique; l'iodure de potassium en déposait de l'iodure de plomb jaune.

On ne saurait trop se mettre en garde contre de pareils papiers, qui sont beaucoup plus communs qu'on ne pense; il faut nécessairement employer du papier Berzélius, ou bien laver à *l'acide chlorhydrique*, jusqu'à ce que le *solutum* ne contienne plus de plomb, celui dont on voudrait faire usage et qui serait plombique.

Je rappellerai à cette occasion que le papier gris ordinaire a fourni à M. Hiest Reynaert des quantités assez notables de cuivre, et que le papier joseph lui en a aussi donné des traces, et qu'il a suffi de tremper à chaud deux feuilles de papier gris ordinaire dans de l'acide sulfurique étendu, pour que le liquide se comportât avec les divers réactifs comme les sels de cuivre ; évidemment, si l'on eût filtré avec un pareil papier une assez grande masse d'un liquide suspect plus ou moins acide, le liquide aurait pu dissoudre le cuivre du papier, et cela d'autant mieux, qu'en général ces sortes de filtrations s'opèrent lentement par suite de la présence de la matière organique, et que le liquide aurait eu le temps d'agir sur le papier. Il importe donc d'essayer attentivement les papiers à filtre, lorsqu'on cherche un composé cuivreux, et de les rejeter s'ils contiennent du cuivre, pour recourir au *verre pilé* ou au *sable pur lavé*, car le fil et le coton pourraient aussi contenir du cuivre. Il suffira, pour faire l'essai dont je parle, de filtrer à plusieurs reprises, à travers un même filtre, une liqueur aqueuse assez fortement acidulée par l'acide sulfurique, et beaucoup plus acide que la liqueur suspecte sur laquelle on doit agir ; si la liqueur, après avoir passé plusieurs fois sur le filtre, ne donne aucune trace de cuivre par les réactifs les plus sensibles, on pourra, sans inconvénient, faire usage du papier ; mieux vaut cependant, comme je l'ai dit en parlant du plomb, n'employer, pour des recherches aussi délicates, que du papier Berzélius.

Dans la séance du 1er décembre 1840, M. Villeneuve communiqua à l'Académie royale de médecine le fait suivant. Une jeune fille âgée de 20 ans, avale, dans un moment de désespoir et à jeun, 30 à 40 grammes d'acétate de plomb; bientôt défaillances, pâleur, syncope; plus tard vomissements, anxiété précordiale. L'emploi du sulfate de soude est suivi de déjections alvines, les accidents diminuent par degrés, la chaleur se rétablit et la guérison ne tarde pas à avoir lieu.

L'urine rendue 25 heures après l'ingestion du poison m'ayant été remise par M. Villeneuve, je la carbonisai par l'acide azotique, après l'avoir évaporée à siccité, et je traitai le charbon par les acides azotique et sulfhydrique, comme je viens de le dire ; il me fut aisé de me convaincre que ce liquide contenait du plomb. (Bulletin de l'Académie, tome 6e, p. 283).

À la séance suivante l'Académie reçut une lettre de **M. Lassaigne**, ainsi conçue.

« Monsieur le président, M. Orfila, en me faisant part des résultats qu'il a communiqués à l'Académie royale de médecine, dans sa dernière séance, sur la présence de l'acétate de plomb dans l'urine d'une femme soumise à l'action de ce sel, m'a prié de communiquer aujourd'hui les résultats semblables qui ont été observés à l'école d'Alfort sur les animaux. M. Ausset, chef des travaux chimiques de cette école, a entrepris, dans le laboratoire de cet établissement, sous mes yeux et d'après mes conseils, une suite d'expériences desquelles il résulte que le sous-acétate de plomb liquide (extrait de saturne), administré à des chevaux à la dose d'un à deux kilogrammes, dans le but d'étudier l'action de ce sel plombique, a été reconnu en grande quantité dans le *sang veineux* et *l'urine* des *animaux vivants;* que les organes sécréteurs tels que le *foie* et les *reins*, en ont offert aussi une grande quantité à l'examen chimique qui en a été fait peu de temps après la mort des animaux. Les résultats que j'annonce ont été en partie consignés dans le compte rendu des travaux de l'école d'Alfort pour 1839 1840. » (Ibid. p. 290.)

Sels de bismuth.

Lorsqu'on injecte dans l'estomac des chiens 8 à 10 grammes d'azotate de bismuth cristallisé, dissous dans 180 à 200 grammes d'eau distillée et par conséquent décomposé en azotate acide et en sous-azotate, et qu'on lie l'œsophage et la verge, les animaux ne succombent pas, même au bout de 24 heures. Si, après ce laps de temps on les tue et qu'on les ouvre aussitôt, afin de séparer le foie, la rate, etc., on peut s'assurer facilement que le sel a été absorbé.

Après avoir coupé le *foie* et la *rate* en petits morceaux, on les fait bouillir pendant une heure et demie dans une capsule de porcelaine avec 800 grammes d'eau distillée et 40 grammes d'acide azotique pur; la dissolution filtrée est évaporée jusqu'à siccité, et le produit carbonisé par l'acide azotique pur et concentré; on fait bouillir le charbon sec et pulvérisé avec de l'acide azotique étendu de son poids d'eau; le *solutum filtré* et traité par l'eau distillée donne un précipité blanc de sous-azotate de bismuth et de l'azotate acide de ce métal soluble; en traitant séparément la liqueur et le précipité bien lavé par l'acide sulfhydrique, on obtient dans l'un et l'autre cas du sulfure de bismuth noir. Il est aisé de prouver que ce précipité noir n'est point formé de sulfure de plomb ni de sulfure de cuivre, et par conséquent que le plomb et le cuivre naturellement contenus dans le foie et dans la rate n'ont pas été attaqués dans les conditions où l'on se trouve placé; en effet, lorsqu'on lave ce précipité avec de l'eau distillée et qu'on le traite à une douce chaleur par de l'acide azotique affaibli, il se dépose du soufre, et la liqueur renferme de l'azotate de bismuth; car en la réduisant au tiers de son volume et en y versant de l'eau distillée, il se dépose sur le champ un précipité blanc de sous-azotate de bismuth, qui étant bien lavé et délayé dans l'eau distillée fournit par un courant de gaz acide sulfhydrique du sulfure de bismuth noir dont il est aisé de constater tous les caractères.

En évaporant jusqu'à siccité 40 ou 50 grammes *d'urine*

recueillie dans la vessie de ces animaux, et en carbonisant le produit par l'acide azotique pur et concentré, il reste un charbon qu'il suffit de faire bouillir pendant 20 minutes avec de l'acide azotique étendu de son poids d'eau, pour qu'il fournisse un *solutum* contenant de l'azotate de bismuth ; en effet, la liqueur filtrée, évaporée jusqu'à siccité, laisse un résidu qui, étant délayé dans l'eau distillée et soumis à un courant de gaz acide sulfhydrique donne immédiatement du sulfure de bismuth noir qui se comporte avec les divers agents comme celui que l'on obtient avec le foie et la rate.

L'estomac après avoir été lavé avec de l'eau distillée jusqu'à ce que les eaux de lavage ne se colorent plus par l'acide sulfhydrique, s'il est coupé en morceaux et carbonisé par l'acide azotique pur et concentré, laisse un charbon, qui après vingt minutes d'ébullition dans de l'acide azotique étendu de son volume d'eau, fournit une liqueur contenant une proportion notable de bismuth ; en effet, lorsqu'on décompose par la potasse cette dissolution filtrée, il se précipite de l'oxyde de bismuth, dont il est aisé de retirer le métal.

Le foie, la rate, l'urine et l'estomac des chiens à l'*état normal* traités de la même manière, ne se comportent pas ainsi, et ne donnent aucune trace de bismuth.

Sels d'étain.

Que l'on introduise dans l'estomac des chiens six ou huit grammes de protochlorure d'étain dissous dans deux cents grammes d'eau, que l'œsophage et la verge soient liés, et qu'au bout de vingt-quatre heures les animaux soient pendus et ouverts à l'instant même, afin de séparer le foie et la rate avant que les phénomènes de l'imbibition qui a lieu après la mort se soient manifestés, il sera aisé de s'assurer que le sel d'étain a été absorbé.

Le *foie* et la *rate*, coupés en petits morceaux et soumis pendant une heure dans une capsule de porcelaine à l'action de l'eau distillée bouillante aiguisée d'acide chlorhydrique, fourniront un *décoctum*, qui étant filtré et évaporé jusqu'à siccité, laissera un produit que l'on carbonisera par l'acide azotique pur et concentré ; le charbon traité à chaud pendant vingt minutes par un mélange de 20 parties d'acide chlorhydrique et d'une partie d'acide azotique donnera une dissolution que l'on évaporera jusqu'à siccité pour chasser l'excès d'acide ; le résidu sera dissous dans l'acide chlorhydrique étendu de deux fois son volume d'eau ; le *solutum* filtré et traversé par un courant de gaz acide sulfhydrique, donnera un précipité de *bisulfure d'étain jaune*. Si ce précipité au lieu d'offrir cette couleur était d'un jaune brunâtre, il faudrait, après l'avoir lavé, le faire chauffer pendant quelques minutes avec un peu d'acide azotique concentré qui détruirait la matière organique et laisserait un résidu contenant de l'étain ; en effet l'acide chlorhydrique étendu de son poids d'eau, que l'on ferait bouillir avec ce résidu, fournirait une liqueur, qui étant filtrée et soumise à l'action du gaz acide sulfhydrique, donnerait un beau précipité jaune de *bisulfure d'étain* dont il serait aisé de constater les caractères.

En faisant évaporer jusqu'à siccité dans une capsule de porcelaine 150, 200 ou 300 grammes d'*urine* des animaux ainsi empoisonnés, et en carbonisant le produit par l'acide azotique pur et concentré, on obtient un charbon, qui étant traité pendant quelques minutes par l'acide chlorhydrique bouillant, mêlé d'un quarantième de son poids d'acide azotique, donne une dissolution, que l'on étend d'eau, que l'on filtre et qu'on évapore jusqu'à siccité ; il suffit de dissoudre le produit dans l'acide chlorhydrique faible pour que le gaz acide sulfhydrique en sépare aussitôt du *bisulfure d'étain jaune*, parfaitement reconnaissable et jouissant de tous les caractères de ce sulfure.

Les matières contenues dans l'*estomac*, après avoir été filtrées, offrent souvent une couleur jaunâtre et précipitent en *chocolat* par l'acide sulfhydrique (protosulfure d'étain) en blanc par la potasse (protoxyde soluble dans un excès d'alcali), et si l'on évapore la liqueur jaunâtre jusqu'à siccité et qu'on carbonise le produit par l'acide azotique concentré et pur, il reste un charbon dont il est facile de retirer de l'étain métallique, en le traitant par l'eau régale, en filtrant, en séparant l'oxyde d'étain par l'ammoniaque, et en réduisant celui-ci par le charbon.

L'*estomac*, après avoir été lavé dans l'eau distillée pendant plusieurs jours et jusqu'à ce que les eaux de lavage ne se troublent plus par l'azotate d'argent, s'il est traité par un mélange d'eau distillée et d'un vingt-cinquième d'acide chlorhydrique bouillant, fournit une liqueur, qui étant évaporée jusqu'à siccité et carbonisée par l'acide azotique, laisse un charbon sec et friable; ce charbon soumis pendant quelques minutes à l'action de l'acide chlorhydrique étendu de son volume d'eau, donne une dissolution dont le gaz acide sulfhydrique sépare à l'instant même une grande quantité *de bisulfure d'étain jaune*, facile à reconnaître. On peut encore démontrer la présence d'un composé d'étain dans l'estomac ainsi lavé, en laissant celui-ci pendant quelques heures dans de l'acide chlorhydrique très étendu d'eau, *à la température ordinaire*, et en filtrant la liqueur. Celle-ci précipite en *chocolat* par l'acide sulfhydrique et le protosulfure précipité, s'il est traité après avoir été bien lavé par l'acide azotique concentré et bouillant, laisse un résidu en grande partie soluble dans l'acide chlorhydrique ; cette dissolution traversée par un courant de gaz acide sulfhydrique se trouble sur le champ, et il se dépose du bisulfure d'étain jaune dont on constate aisément tous les caractères.

Sels d'argent.

Lorsqu'on introduit dans l'estomac des chiens 4 ou 6 grammes d'azotate d'argent cristallisé , dissous dans 200 gram. d'eau distillée, et qu'on lie l'œsophage et la verge, les animaux périssent le plus ordinairement au bout de quinze ou vingt heures . Si on procède à l'ouverture des cadavres immédiatement après, qu'on recueille l'urine contenue dans la vessie , et qu'on sépare le foie et la rate , il sera facile de se convaincre que le poison a été absorbé.

Le *foie* et la *rate* coupés en petits morceaux et laissés pendant 24 heures dans de l'eau ammoniacale, ne cèdent au liquide aucune trace de chlorure d'argent, ni d'aucun autre sel insoluble de ce métal. Mais si l'on carbonise ces organes avec de l'acide azotique concentré et pur dans une capsule de porcelaine, on obtient un charbon sec et friable , qui , étant traité pendant un quart d'heure par de l'acide azotique étendu d'eau et bouillant, donne un *solutum* renfermant de l'azotate d'argent ; en effet , si après l'avoir affaibli par l'addition d'une certaine quantité d'eau distillée , on le filtre , et qu'on y verse de l'acide chlorhydrique, il se dépose aussitôt du *chlorure d'argent* blanc cailleboté, dont on peut retirer l'argent métallique. J'ai souvent obtenu dans mes expériences 5 à 6 centigrammes de ce chlorure.

Si l'on évapore jusqu'à siccité 80 et 90 grammes d'*urine* dans une capsule de porcelaine , et que l'on carbonise le produit, en continuant à le chauffer dans la capsule , il suffira de laisser ce charbon en contact avec de l'ammoniaque liquide pendant une ou deux heures, pour que celle-ci dissolve le *chlorure d'argent* existant dans l'urine ; en effet, si l'on filtre la dissolution ammoniacale, et qu'on la sature par l'acide azotique pur, il se précipite du chlorure d'argent, mêlé, à la vérité, de matière organique ; mais, si après avoir bien lavé le résidu avec de l'eau distillée, on le fait bouillir avec de l'acide azotique concentré, la matière organique est détruite et il ne reste que du chlorure d'argent pur, dont on peut facilement extraire le métal. Le charbon, épuisé par l'ammoniaque, alors même qu'il a été maintenu pendant une heure à une chaleur rouge et qu'il a été presque incinéré, ne m'a jamais fourni de l'argent, quand je l'ai fait bouillir avec de l'acide azotique.

L'estomac lavé avec de l'eau distillée, jusqu'à ce que les eaux de lavage ne se troublent plus par l'acide chlorhydrique, renferme beaucoup d'argent dont on peut démontrer la présence par l'un ou l'autre des procédés suivants, 1° si l'on plonge dans de l'ammoniaque liquide toutes les portions de la membrane muqueuse qui sont recouvertes d'une couche grisâtre, ayant quelque ressemblance avec du chlorure d'argent qui serait étendu sur elles, au bout de 5 ou 6 heures de contact, la liqueur filtrée et saturée par de l'acide chlorhydrique, donne un précipité de chlorure d'argent, parfaitement reconnaissable. Dans quelques unes de mes expériences, j'ai retiré par ce moyen de 25 à 30 centigrammes de ce chlorure. 2° Si l'on carbonise l'estomac à l'aide de l'acide azotique pur et concentré, dans une capsule de porcelaine, et que l'on traite le charbon sec et friable par de l'acide azotique bouillant, étendu de son volume d'eau, on obtient un *solutum* qu'il suffit d'affaiblir par de l'eau distillée et de filtrer, pour qu'il fournisse par l'addition de l'acide chlorhydrique 20, 30 à 40 centigrammes de *chlorure d'argent*, dont il est aisé de retirer le métal.

Observation première. Une personne avait pris pendant 18 mois de l'azotate d'argent, à l'intérieur, pour combattre l'épilepsie. Au bout de ce temps, il se déclara une maladie du foie qui la fit périr. A l'examen du cadavre, on découvrit que tous les organes intérieurs avaient éprouvé à un degré variable, le même changement de couleur que la surface cutanée (teinte bleuâtre). M. Brande soumit à l'analyse chimique le plexus choroïde et le pancréas, et en retira une quantité notable d'argent métallique. (*Rust's Repertorium*, et *the London med. and phys. journal*, mai 1829.)

Observation deuxième. On lit dans le journal de pharmacie, d'avril 1842 : *Chlorure d'argent dans le sédiment de l'urine.* Le sujet de cette observation est un élève de M. Landerel, chez lequel l'épilepsie fut combattue par l'azotate d'argent ; il observa que son urine qui avait une couleur à peine jaunâtre, se troublait au bout de peu de temps et formait un dépôt abondant et volumineux qui se colorait en noirâtre. En mettant l'urine à l'abri de la lumière, ce dépôt ne se colorait pas. M. Landerel la mit en digestion avec de l'ammoniaque et filtra ; il ne lui fut pas alors difficile de démontrer dans la liqueur ammoniacale la présence du chlorure d'argent.

Sels d'or.

Lorsqu'on empoisonne des chiens avec 12 grammes de chlorhydrate de chlorure d'or dissous dans 200 grammes d'eau distillée, et qu'on lie l'œsophage et la verge, les animaux ne paraissent pas gravement atteints, même au bout de vingt-quatre heures. Si on les pend à cette époque de l'empoisonnement et qu'on les ouvre immédiatement après pour retirer les divers viscères, on ne tarde pas à s'assurer que le sel d'or a été porté dans tous les tissus par la voie de l'absorption.

Le *foie* et la *rate* coupés en petits morceaux et carbonisés par l'acide azotique pur et concentré dans une capsule de porcelaine, laissent un charbon, qui étant maintenu au rouge pendant vingt ou vingt-cinq minutes dans la même capsule, donne des cendres en partie charbonneuses, au milieu desquelles il est aisé d'apercevoir *des lamelles d'or métallique* ; si l'on traite ces cendres par de l'acide azotique faible afin de dissoudre plusieurs sels et qu'on décante la liqueur, il suffit de faire bouillir la poudre restante avec de l'eau régale pour dissoudre l'or ; le *solutum* étendu d'eau, filtré et évaporé jusqu'à siccité, donne du chlorhydrate de chlorure d'or qui, étant légèrement chauffé, se décompose en chlore, en acide chlorhydrique et en *or* qui reste dans la capsule et qui devient brillant dès qu'on le frotte.

En faisant évaporer jusqu'à siccité 150 ou 200 grammes d'*urine*, et en carbonisant le produit par le feu, il suffit de traiter ce charbon par l'eau régale bouillante pour obtenir du chlorure d'or en dissolution ; en effet, si après avoir étendu d'eau la liqueur, on la filtre, qu'on l'évapore jusqu'à siccité, et que l'on fasse dissoudre le produit dans l'eau, dès que l'on fera passer du gaz acide sulfhydrique dans la liqueur, il se déposera du *sulfure d'or* brun noirâtre, qui étant lavé et traité par l'acide azotique bouillant laissera de *l'or métallique* avec tous ses caractères.

Si on lave l'estomac jusqu'à ce que les eaux de lavage ne se colorent plus par l'acide sulfhydrique, on pourra s'assurer qu'il renferme encore de l'or en employant l'un ou l'autre des procédés suivants : 1° On traitera à froid par l'eau régale toutes les portions de la membrane muqueuse qui sont d'un brun foncé, comme si elles étaient tapissées d'or métallique ; après quelques heures de contact, le *solutum* se comportera avec tous les réactifs, comme le chlorure d'or. 2° Si on carbonise par l'acide azotique concentré et pur l'estomac tout entier, et même celui qui aura préalablement été dépouillé de sa membrane muqueuse, on obtiendra un charbon sec et friable, qui étant maintenu à une chaleur rouge pendant quarante minutes dans la même capsule où il aura été formé, donnera des cendres en partie charbonneuses, au milieu desquelles on apercevra de l'*or métallique* à l'œil nu ; si on lave ces cendres avec de l'acide azotique faible pour dissoudre quelques uns des sels qu'elles renferment, que l'on décante la liqueur et que l'on fasse bouillir avec de l'eau régale la portion non dissoute, on trouvera du chlorure d'or dans la dissolution ; en effet, si après avoir évaporé cette liqueur jusqu'à siccité on chauffe un peu le produit, on obtiendra de l'*or métallique* avec tous ses caractères.

Sels de zinc.

Si l'on fait avaler à des chiens 30 grammes de sulfate de zinc *pur* dissous dans 200 grammes d'eau et qu'on lie l'œsophage, les animaux meurent au bout de douze, quinze à dix-huit heures ; si on les ouvre immédiatement après la mort, et que l'on sépare le *foie* et la *rate*, on pourra se convaincre par l'analyse de ces organes que le sel a été absorbé ; en effet, si après les avoir coupés en petits morceaux on les fait bouillir pendant une heure avec de l'*eau distillée* dans une capsule de porcelaine, on obtiendra un *décoctum*, qui étant filtré et évaporé jusqu'à siccité, laissera un produit brunâtre. Si ce produit est carbonisé par l'acide azotique pur et concentré et que le charbon bien sec et friable soit chauffé pendant vingt minutes avec de l'acide chlorhydrique étendu d'eau, la dissolution filtrée contiendra du *chlorure de zinc* et un peu de chlorure de fer. En effet, il suffira de saturer la majeure partie de l'acide chlorhydrique libre par la potasse à l'alcool et de faire passer à travers la liqueur un courant de gaz acide sulfhydrique lavé, pour qu'il se précipite aussitôt du *sulfure de zinc* d'un *blanc légèrement jaunâtre*. Ce précipité qui devrait être d'un blanc laiteux s'il était pur, renferme une petite quantité de sulfure de fer ; si après l'avoir bien lavé on le chauffe dans une petite capsule de porcelaine avec de l'acide azotique concentré, et qu'après avoir desséché la matière on continue à la chauffer, le fer passera à l'état de sesquioxyde ; cette suroxydation du fer aura surtout lieu si on recommence deux ou trois fois le traitement par l'acide azotique concentré. Les choses étant dans cet état, si l'on chauffe le résidu coloré en jaune rougeâtre par l'eau distillée aiguisée de quelques gouttes d'acide azotique, on dissoudra l'oxyde de zinc et une petite partie du sesquioxyde de fer. La dissolution filtrée, mise en contact avec de l'ammoniaque liquide pure et concentrée, donnera un précipité blanc très légèrement jaunâtre ; en ajoutant un excès d'ammoniaque, l'oxyde de zinc sera dissous et le sesquioxyde de fer sera précipité ; la liqueur filtrée de nouveau ne contiendra que de l'*azotate de zinc ammoniacal*; en l'évaporant jusqu'à siccité et en chauffant jusqu'au rouge le produit, il ne restera que de l'oxyde de zinc, facile à reconnaître en le dissolvant dans de l'acide chlorhydrique et en faisant réagir sur le *solutum* les agents propres à le caractériser.

L'*estomac* parfaitement lavé à froid et traité par l'eau distillée bouillante *aiguisée* d'acide sulfurique, fournira un *solutum*, qui étant filtré, évaporé jusqu'à siccité, carbonisé par l'acide azotique, etc., comme il vient d'être dit, fournira aussi de l'oxyde de zinc.

Remarques.

1° On voit par ce qui précède que le procédé à suivre pour décéler les sels de plomb, de bismuth, d'étain, d'argent, d'or, de zinc et de fer, qui ont été absorbés et portés dans les divers organes, est simple et à peu de choses près uniforme. Il s'a-git de faire bouillir le foie, la rate, etc., tantôt avec de l'eau dis-tillée, tantôt avec de l'eau légèrement acidulée, d'évaporer le *décoctum* jusqu'à siccité, de carboniser le produit par l'*acide azotique* et de traiter le charbon par ce même acide ou par l'a-cide chlorhydrique ou par l'eau régale; quelquefois il est vrai, j'ai carbonisé directement les viscères sans les avoir soumis à l'action de l'eau bouillante. On doit recourir à l'action de ce liquide et n'agir que sur le *décoctum* toutes les fois que l'on recherche des métaux autres que l'or et l'argent, parce qu'on évite ainsi les complications que pourraient faire naître le cui-vre et le plomb qui existent *naturellement* dans nos tissus; en effet, si l'on carbonisait directement les viscères par l'acide azo-tique concentré dans ces cas, et surtout si l'on chauffait le char-bon au rouge pendant quelque temps pour le débarrasser de la matière organique et pour l'incinérer en partie, on dissou-drait infailliblement dans les acides qui seraient ultérieurement employés une certaine quantité sinon la totalité du cuivre et du plomb normaux. On n'a pas à redouter cet inconvénient au contraire, quand on carbonise directement ces organes dans les cas d'empoisonnement par les sels d'argent et d'or, parce qu'en définitive on sépare le premier de ces métaux par l'acide chlorhydrique, qui ne précipite point les dissolutions étendues de cuivre et de plomb, et parce que l'or n'étant pas attaqué par l'a-cide azotique, peut être facilement séparé des azotates de cuivre et de plomb qui auraient pu se former par l'action de cet acide sur le cuivre et le plomb *normaux*.

J'ai constamment préféré l'acide azotique à l'acide sulfurique pour carboniser, parce qu'on réussit à merveille, qu'il n'y a aucun danger de volatiliser les métaux contenus dans ces divers sels, et surtout parce que l'acide sulfurique forme avec plusieurs

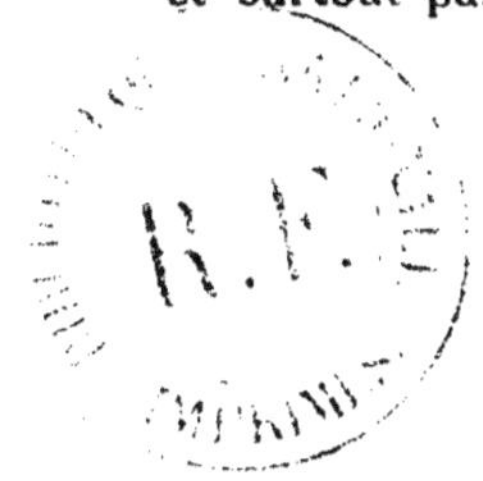

des oxydes de ces métaux des sulfates insolubles (plomb, étain, bismuth, etc.), ce qui nécessite des opérations plus compliquées et ce qui rompt surtout l'uniformité que j'ai voulu introduire dans la manière d'opérer.

2° Lorsque j'ai indiqué les proportions d'*urine* sur lesquelles il fallait agir, je n'ai pas entendu qu'il fallût *nécessairement* expérimenter sur ces quantités; on trouverait dans la vessie des proportions plus faibles ou plus fortes de ces liquides que le succès serait le même ; je ne les ai indiquées que parce que j'ai expérimenté sur ces proportions. Je dirai à cette occasion qu'il en est des sels métalliques, dont je parle, comme de tous les corps qui sont absorbés; si on laisse aux animaux la faculté d'uriner, il arrivera souvent qu'on ne découvrira dans l'urine aucune trace du sel métallique, parce qu'on agira trop tôt ou trop tard ; dans mes recherches j'ai constamment réussi à démontrer la présence de ces poisons dans ce liquide, parce que j'avais lié la verge et que je pouvais opérer sur la totalité du produit recueilli dans la vessie.

3° Je ferai observer, quant à l'analyse des matières vomies, de celles que l'on trouve dans le canal digestif et des tissus de ce canal lui-même, que les procédés que je conseille de mettre en usage pour découvrir les poisons qu'ils recèlent, sont d'une grande simplicité et par conséquent d'une exécution facile , qu'ils doivent être préférés à ceux qui ont été mis en usage jusqu'à ce jour, et qu'ils sont à peu près les mêmes pour chacun des sels dont je viens de parler.

4° Il importe, pour le succès de ces opérations, de ne pas incinérer les charbons obtenus par l'acide azotique, parce qu'alors le *plomb* et le *cuivre* qui existent *naturellement* dans nos tissus seraient dissous par les acides que l'on ferait agir sur les cendres, et il faudrait recourir à des traitements multipliés et plus compliqués pour *isoler* les métaux qui font l'objet de ce mémoire ; on se trouverait même dans le plus grand embarras pour décider, par exemple, si le plomb que l'on aurait isolé provient d'un empoisonnement ou de celui que l'on a appelé *normal* (Voyez *plomb*). La présence du *plomb* et du *cuivre* normaux dans ces cendres n'a rien qui étonne, alors même que les viscères n'ont été soumis qu'à l'action de l'eau bouillante. en effet celle-ci dissout une quantité notable de matière organique, dans laquelle se trouvent nécessairement le plomb et le cuivre qui font en quelque sorte partie essentielle de cette portion de matière ; tant que le charbon fourni par cette matière organique n'est pas *incinéré*, les acides affaiblis avec lesquels on agit sur lui n'attaquent ni ce plomb ni ce cuivre ; il en est tout autrement dès que ce charbon est *réduit en cendres*.

5° Mais ce qu'il ne faut jamais perdre de vue, c'est que le papier à filtre doit constamment être essayé avant d'être employé pour savoir s'il ne contient pas de plomb ou de cuivre (V. *Plomb*).

6° Je ferai remarquer qu'il résulte incontestablement de mes expériences que les sels métalliques qui en ont été l'objet, ont *été absorbés* et qu'ils n'ont pas été portés dans les organes après la mort par l'effet de l'imbibition, les animaux ayant été ouverts immédiatement après la mort, et le foie et la rate ayant été séparés du corps à l'instant même, soit que ces animaux eussent été pendus, soit qu'ils eussent succombé à l'*action* du poison.

Imp de F. Locquin, 16, rue N.-D. des Victoires.

www.ingramcontent.com/pod-product-compliance
Lightning Source LLC
LaVergne TN
LVHW011016180726
843502LV00007B/2577